GÜNTER H. HEEPEN

CORONAVIRUS

INHALT

EIN NEUARTIGES CORONAVIRUS HÄLT DIE WELT IN ATEM

Seit Dezember 2019 ist das Coronavirus SARS-CoV-2 in aller Munde. Es verursacht die Lungenkrankheit COVID-19, die damals erstmals in China in der Millionenstadt Wuhan aufgetreten ist. Dieses spezielle Virus war bis dahin unbekannt. Am 30. Januar hat die WHO, die Weltgesundheitsorganisation, deswegen die internationale Gesundheitsnotlage ausgerufen.

Bevor wir auf die Krankheit selbst im Interview mit Prof. Dr. Streeck eingehen, möchten wir ein paar Basics zu Viren allgemein bringen.

WAS SIND VIREN?

Viren sind winzige Partikel, ihre Größe schwankt je nach Art zwischen 22 und 330 Nanometern (1 Nanometer = 1 Millionstel Millimeter). Sie haben keinen eigenen Stoffwechsel und können deshalb weder Proteine herstellen noch sich selbst vermehren (= replizieren).

Der Aufbau von Viren

Im Gegensatz zu Menschen, Tieren und Pflanzen oder Bakterien bestehen Viren nicht aus Zellen (= die kleinste selbstständige Lebenseinheit in einem lebendigen Körper), sondern nur aus einem Strang Erbinformationen und einigen Eiweißen, die diesen Strang umhüllen. Aus diesem Grund sind sie auf Zellen von anderen Organismen angewiesen, um sich zu vermehren. Bei den Strukturmerkmalen von Viren wird wie folgt unterschieden:

Genom: Das ist die Erbsubstanz eines Virus. Bei Menschen besteht die Erbsubstanz aus Desoxyribonukleinsäure (DNS oder DNA – A kommt von acid, engl. für Säure). Bei Viren kann das Genom sowohl aus DNA oder aus Ribonukleinsäure (RNA) bestehen. Auf der Nukleinsäure sind die Informationen zur Steuerung des Stoffwechsels einer Wirtszelle enthalten. Die Nukleinsäure bildet den Kern (Core).

Kapsid – Proteinmantel: Das Genom umgibt meistens ein schützender Mantel aus Eiweißmolekülen.

Lipidhülle – Fettummantelung, auch als Envelope bezeichnet: Sie kommt nicht bei allen Viren vor, deshalb werden sie unterschieden in behüllte und unbehüllte Viren.

Die behüllten Viren sind empfindlicher gegen Detergenzien (Reinigungsmittel) und Lösungsmittel. Das bedeutet, dass sie trotz Umhüllung weniger stabil sind gegen äußere Einflüsse. Zunächst klingt das paradox, doch die Lipidhülle der

Viren ist empfindlich gegen fettlösende Substanzen und lässt sich mit Seife oder Desinfektionsmitteln leichter zerstören – deshalb ist die Desinfektion von Händen und Gegenständen in Zeiten von Virusinfektionen so wichtig.

Einteilung der Viren

Aufgrund ihres Aufbaus, der Art ihrer Nukleinsäure und bestimmter Ähnlichkeiten werden Viren in Familien eingeteilt.

Zum Beispiel gehört die Familie der Herpes-Viren, wozu das Lippenbläschen-Virus (Herpes-Simplex-Virus, HPV 1) oder das Windpocken-Virus (Varizella-Zoster-Virus) zählen, zu den behüllten Viren mit DNA als Nukleinsäure.

Ebenfalls behüllt, aber mit RNA als Nukleinsäure, sind die Familie der Orthomyxoviren, zu denen die verschiedenen Grippeviren gehören, sowie die Familie der Coronaviren, aber auch das West-Nil-Virus oder das Ebola-Virus.

Eine Familie aus der Gruppe der unbehüllten RNA-Viren sind die Picorna-Viren (von pico = klein) – dazu wiederum zählen die Rhino-Viren (Schnupfen- und Erkältungs-Viren), aber auch Rota-Viren, Noro-Viren, Entero-Viren sowie Hepatitis-A-Viren.

Die Coronaviren tragen ihren Namen nach ihrem Aussehen. »Corona« ist lateinisch und bedeutet »Krone, Kranz«. Die kugeligen Viruspartikel haben auf ihrer äußeren Hülle kurze Fortsätze, wodurch sie an eine Sonnenkorona erinnern.

Infektionsweg der Viren im Körper

Um sich zu vermehren, benötigen Viren eine Wirtszelle. Sie gelangen zum Beispiel über eine Tröpfcheninfektion oder eine Schmier- oder Kontaktinfektion durch die Schleimhaut (z. B. Nasen-, Mund- und Rachenschleimhaut) in den Körper. Dort heften sie sich an die Oberfläche einer Zelle (Bindung an einen Rezeptor der Wirtszelle), dringen in diese ein (Penetration), entledigen sich ihrer Hülle (Uncoating) und bringen den Stoffwechsel der befallenen Zelle dazu, die Virus-Bestandteile anhand der Virus-Nukleinsäure zu bilden (Vervielfältigung der viralen Erbsubstanz).

Neue Viren werden über das Blut freigesetzt, da die Wirtszelle abstirbt oder platzt. Sie durchwandern den Körper und befallen weitere Zellen. Je nach Art des Virus äußert sich eine Krankheit durch unterschiedliche Symptome.

So reagiert unser Immunsystem auf Viren

Unser Körper besitzt verschiedene Abwehrmechanismen, die uns gegen eindringende Feinde wie Bakterien und Viren schützen und die dem Körper helfen, sie wieder loszuwerden. Die Haut ist beispielsweise eine undurchdringliche Barriere gegen Bakterien, Viren und Pilze. Wurde die Hautbarriere durch Verletzungen, auch Mikroverletzungen, Risse, Verbrennungen oder Entzündungen zerstört, kann es zu Infektionen kommen.

Auf Haut und Schleimhaut befinden sich Mikroorganismen, die das Eindringen von Fremdkeimen verhindern und uns vor Infektionen schützen. Dieses Mikrobiom (Haut- und

Schleimhaut-Mikrobiom) wird auch als Kolonisation und ihre Funktion als Kolonisationsschutz bezeichnet. Auch eine intakte Darm-Mikrobiota (so so wird die Bakteriengemeinschaft im Darm genannt) verhindert, dass sich Fremdkeime niederlassen können – sie ist Teil unserer Abwehr.

Sind Viren in den Körper eingedrungen, bildet er Zytokine (zum Beispiel Interferon Alpha und Beta), die die Vermehrung von Viren hemmen sollen. Ein weiterer Schutzmechanismus des Körpers ist, dass er infizierte Zellen durch T-Lymphozyten zerstört. Lymphozyten sind weiße Blutkörperchen, sie können im Lauf ihres Daseins ihre Aufgaben ändern und bekommen dadurch spezielle Bezeichnungen wie B- und T-Lymphozyten.

GEFAHR DURCH NEUE VIREN

Viele Viruserkrankungen beutelten die Menschheit in der Zeit vom 18. bis 20. Jahrhundert. Die damaligen Erreger belasten uns zwar heute kaum noch, dafür ist auffällig, dass immer wieder neue Viren auftreten, die teils schwere Infektionen auslösen – einige werden von Stechmücken übertragen (etwa Zika-Viren).

Zu den relativ neuen Virusinfektionen zählen die Schweinegrippe, das Chikungunyafieber und SARS (engl.: severe acute respiratory syndrome). Bei SARS handelt es sich um eine durch Viren ausgelöste Infektionskrankheit, die tödlich verlaufen kann und die 2002 erstmals in Südchina auftrat. Zu den relativ neuen Viren zählt auch das West-Nil-Virus oder das noch neuere Coronavirus SARS-CoV-2.

GROSSE VIRUS-EPIDEMIEN HATTEN IHREN URSPRUNG IN CHINA

SARS-CoV, MERS-CoV und jetzt SARS-CoV-2 – große Virus-Epidemien traten oft erstmals in Zentralchina auf und verbreiteten sich von dort aus weiter. Das war auch früher schon so. So kamem etwa die ersten Pockenepidemien um 1000 v. Chr. in China, auf dem indischen Subkontinent sowie auf der arabischen Halbinsel vor. In Europa herrschte die erste historisch belegte Pockenepidemie im 6. Jahrhundert und weitere Epidemien traten im 13. Jahrhundert in England sowie im 15. Jahrhundert in Deutschland auf. Die schlimmste Viruserkrankung, die die meisten Menschen dahinraffte, war die Spanische Grippe von 1918/19, eine Pandemie, von der weltweit mehr als 500 Millionen Menschen betroffen waren. 30 bis 100 Millionen Menschen (die Zahlen differieren) starben daran. Auch die Spanische Grippe hatte ihren Ursprung in Zentralchina und nicht, wie man meint, in Spanien.

WIE WERDEN VIREN IM KÖRPER FESTGESTELLT?

Um festzustellen, ob bei einem Menschen eine Viruserkrankung vorliegt, sind die körperliche Untersuchung, die Krankengeschichte und vorliegende Beschwerden von Bedeutung. Liegt der Verdacht auf eine virale oder bakterielle Erkrankung vor, folgen weitere Untersuchungen (Laboruntersuchungen), um die Diagnose einer Infektion auszuschließen oder zu erhärten. In der Fallaufnahme zeigen sich häufig wichtige Hinweise auf eine Infektionskrankheit wie Fieber, die Erkrankung weiterer Personen im engeren Umkreis, der Kontakt zu Tieren oder eine erst kürzlich unternommene Auslandsreise, erhöhte Pulsfrequenz, Schwäche, Erschöpfung usw.

Bei der Blutuntersuchung wird zunächst ein Differenzialblutbild angefertigt, das heißt, es werden die weißen Blutkörperchen (Leukozyten) bestimmt. Ihre Zahl ist bei einer akuten bakteriellen Infektion höher als bei einer viralen Infektion. Außerdem wird eine Blutsenkung durchgeführt, die Hinweise gibt auf Entzündungen. Auch der CRP-Wert (C-reaktives Protein) ist von Interesse. Er ist bei Entzündungen erhöht.

Ein direkter Erregernachweis ist bei Viren nicht so einfach wie bei Bakterien. Letztere können im Mikroskop durch spezielle Färbemethoden sichtbar gemacht werden. Viren sind so winzig, dass sie nur im Elektronenmikroskop nachgewiesen werden können. Manche Viren lassen sich in Zell- und Gewebekulturen anzüchten und können so nachgewiesen werden. Der Nachweis von erregerspezifischen Nukleinsäuren bei Viren ist ebenfalls möglich, und zwar durch die PCR-Testung (Polymerase Kettenreaktion).

Am häufigsten praktiziert wird allerding eine indirekte Nachweismethode, und zwar durch Nachweis spezifischer Antikörper – ein signifikanter Anstieg kann einen Hinweis auf eine durchgemachte Infektion liefern. Dafür gibt es verschiedene serologische Methoden wie ELISA, Hämagglutinationstest oder Immunoblot. Je nach Test werden unterschiedliche Antikörper bestimmt (z. B. IgG-Antikörper, IgM-Antikörper). IgG-Antikörper werden bei chronischen Belastungen ermittelt und begutachtet, IgM-Antikörper weisen hingegen auf frische Infektionen hin.

Für den Nachweis des neuartigen Coronavirus wurde ein spezieller Labortest entwickelt. Dazu lesen Sie mehr im Interview bei Frage 22.

BEHANDLUNG VON VIRUSERKRANKUNGEN

Die meisten viralen Infekte sind schlecht therapierbar! Es gibt nur wenige Mittel, die gegen Viren wirksam sind. Mit antiviralen Chemotherapeutika können manche Viren behandelt werden – aber nicht alle. Solche Virustatika sind Medikamente, die eine Vermehrung der Viren im Körper verhindern. Jedoch zerstören die Mittel oft nicht nur die von Viren befallenen Zellen, sondern auch körpereigene Zellen. Die Mechanismen der Virostatika sind unterschiedlich. Einige verhindern das Andocken beziehungsweise Eindringen der Viren in Körperzellen, andere zerstören das Erbgut oder die Hülle der Viren. Leider wirken Virustatika oft belastend für den Patienten, denn sie können viele Nebenwirkungen haben.

Antibiotika helfen nicht gegen Viren, obwohl sie häufig eingesetzt werden. Von Nutzen kann ein Antibiotikum sein, wenn man nicht sicher weiß, ob der Grund für die Infektion ein Virus oder ein Bakterium ist, oder wenn sich eine bakterielle Infektion auf die virale aufgesetzt hat (Superinfektion – kenntlich an der Farbe des Auswurfs: virus-bedingter Auswurf ist weißlich, die Farbe von bakteriell bedingtem Auswurf reicht von grünlich bis bräunlich-grünlich). Viren können auch Bakterien infizieren – inwiefern eine Abtötung der infizierten Bakterien den Viren schadet, ist schwer zu sagen, da der Wirt, in dem Fall das Bakterium, ohnehin zugrunde geht.

Impfungen können helfen

Auch Impfungen können unter Umständen vor der Infektion mit Viren schützen, indem das Abwehrsystem auf die Erreger vorbereitet wird. Dies erfolgt bei Viren so, dass der Krankheitserreger in abgeschwächter Form oder nur harmlose Erregerteile als Impfstoff injiziert werden. Unser Immunsystem kann auf die fremden Strukturen reagieren und Antikörper bilden, ohne dass gleich eine Krankheit ausbricht. Wenn die Erreger in der Folgezeit in den Körper gelangen, verfügt dieser schon über Antikörper, die den Erreger schnell bekämpfen können, ohne dass er Schaden anrichten kann. Bei den Viren ist es aber so, dass einige über komplexere Eigenschaften verfügen, deshalb gibt es für manche Viren keine Impfung. Und dann kommt dazu, dass sich manche Viren verändern, deshalb müssen manche Impfstoffe ständig angepasst werden. Das gilt zum Beispiel für die Grippeviren.

Hilfe aus der Naturheilkunde

In der Naturheilkunde gibt es verschiedene Ansätze für die Behandlung von Viruserkrankungen. Der Schwerpunkt liegt zunächst auf einer Stärkung der Abwehr des Körpers. So gelingt es dem Organismus, die Viren abzuwehren, dass sie sich nicht in Schleimhautzellen einnisten und vermehren können. Mithilfe verschiedener Naturstoffe, wie zum Beispiel der Polyphenole, wird den Viren das Anlagern an die Zellen erschwert. Auch bei einer guten Schleimhautdurchfeuchtung haben es Viren schwer, »Fuß zu fassen«.

CORONAVIRUS – ALLES, WAS SIE DAZU WISSEN MÜSSEN

Prof. Dr. Hendrik Streeck übernahm 2019 die Nachfolge von Prof. Dr. Christian Drosten als Professor für Virologie und Direktor des Instituts für Virologie und HIV-Forschung an der medizinischen Fakultät der Universität Bonn.

1. Herr Prof. Streeck, als Erstes möchte ich Sie um eine kurze Begriffserklärung bitten. Wofür stehen »COVID-19« und »SARS-CoV-2«?
Prof. Streeck: »COVID-19« steht für »Corona Virus Disease 2019« – so heißt die neue, durch das Coronavirus ausgelöste Lungenkrankheit. »SARS-CoV-2« ist der offizielle Name des neuartigen Coronavirus. »SARS« bedeutet »Schweres Akutes Atemwegssyndrom«. Der Name weist auf die enge Verwandtschaft zum SARS-Virus hin, das 2002/2003 eine Epidemie ausgelöst hatte. Während COVID-19 durch die Weltgesundheitsorganisation bestimmt wurde, erfolgte die Namensgebung des Virus durch das »International Commitee on Taxonomy of Viruses«.

2. Seit Wochen hält das neue Coronavirus Sars-Virus die Welt in Atem, auch hierzulande warten die Medien fast stündlich mit neuen Meldungen zur aktuellen Lage auf. Trotzdem haben viele Menschen das Gefühl, die Situation nicht richtig einschätzen zu können. Woran liegt das?

Prof. Streeck: Es ist im Moment sicherlich ein großes Maß an Verunsicherung in der Bevölkerung zu beobachten. Dafür gibt es mehrere Gründe. Da sind zum einen die Bilder aus China, die wir im Fernsehen und über die sozialen Medien vermittelt bekommen haben und die uns nachhaltig beeinflusst haben. Vermutlich fühlt sich der eine oder andere an Hollywood-filme wie *Outbreak* erinnert. Hinzu kommt, dass wir erstmals live verfolgen können, wie sich ein Virus entwickelt und verbreitet. Ein Virus, das wir bis dahin nicht gekannt haben und über dessen Verhalten wir zunächst überhaupt nichts wussten. Gleichzeitig ist dieses Virus abstrakt. Man sieht es nicht, man kann die Gefahr nicht richtig einschätzen, man befürchtet, keine Kontrolle zu haben … Und alles, was abstrakt ist, aber gefährlich sein könnte, macht erst einmal Angst.

3. Was ist Ihr Rat in dieser Situation?

Prof. Streeck: Ruhe zu bewahren und verlässliche Informationen einzuholen. Dies ist nämlich ein weiteres Problem: Es kursieren immer noch viele Fehlinformationen, die zusätzlich zur Verunsicherung beitragen.

4. Gehen Sie davon aus, dass das Coronavirus auch nächstes Jahr noch die Schlagzeilen beherrschen wird?

Prof. Streeck: Nein, ich gehe davon aus, dass die Aufmerksamkeit abnehmen wird. Richtig ist, dass wir uns darauf einstellen müssen, dass sich das Coronavirus über Deutschland weiter verbreiten wird; diesen Prozess werden wir nicht aufhalten können. Aber wir können die Verbreitung verlangsamen – und irgendwann wird die Zahl der Neuinfizierten rückläufig werden. Schon jetzt steigt die Zahl der Menschen, die eine Infektion gut überstanden haben. Und in stark betroffenen Ländern wie China oder Südkorea weist inzwischen vieles darauf hin, dass die Zahl der Neuerkrankungen kontinuierlich sinkt.

5. Ist das neue Coronavirus das Erste seiner Art in Deutschland?

Prof. Streeck: In Deutschland gibt es bereits vier bekannte endemische Coronaviren. Wir nennen sie zum Beispiel HCoV-HKU1 oder HCoV-NL63. Endemisch bedeutet, dass sie sich hier dauerhaft niedergelassen haben, also heimisch sind. Allen Coronaviren gemeinsam ist, dass sie einen grippalen Infekt hervorrufen. Ich gehe davon aus, dass auch das neuartige Coronavirus ein endemisches Virus werden und hier ansässig werden wird. Dazu muss man wissen: Fünf bis 30 Prozent aller hierzulande auftretenden Atemwegsinfekte werden durch Coronaviren hervorgerufen.

6. Worin unterscheidet sich das neue Coronavirus von diesen anderen Coronaviren?

Prof. Streeck: Das ist im Augenblick schwer zu sagen. Das Besondere an dem neuen Coronavirus ist, dass es eine sehr hohe Ähnlichkeit mit dem SARS-Erreger hat, der zwischen November 2002 und Juni 2003 vor allem in China, Taiwan, Vietnam, Singapur und Kanada für eine Epidemie sorgte und mit einer hohen Sterblichkeitsrate einherging; die Weltgesundheitsorganisation schätzt sie auf etwa zehn Prozent. Dieses SARS-Virus zeigte uns erstmals, dass Coronaviren nicht nur einen harmlosen Schnupfen hervorrufen, sondern auch sehr gefährlich sein können. Deshalb war es wichtig und richtig, dem neuen SARS-CoV-2 von Anfang an mit besonderer Obacht zu begegnen. Nach allem, was wir bislang wissen, spricht jedoch vieles dafür, dass es wohl eher zur Gruppe der bereits erwähnten Coronaviren zu zählen ist, die mildere Krankheitsverläufe hervorrufen.

7. Was ist über die Ursache des Ausbruchs in der chinesischen Millionenstadt Wuhan Ende Dezember 2019 bekannt?

Prof. Streeck: Vermutet wird, dass das neue Coronavirus über die Fledermaus zum Schuppentier gelangt ist und dass es dann vom Schuppentier auf den Menschen übertragen wurde. Wie Viren von Tieren auf den Menschen übergehen können, ist eine Frage, die uns schon seit Jahren beschäftigt. Es wird angenommen, dass durch das Zusammenleben mit den Wildtieren zufällig eine mutierte Version des Virus auf den Menschen überspringt.

8. War aus Ihrer Sicht eine Verbreitung des Coronavirus nach Europa und Deutschland unvermeidlich?
Prof. Streeck: Die ursprüngliche Idee war, den Ausbruch vor Ort einzudämmen. Man hatte gehofft, den Erfolg von 2003 wiederholen zu können, als es gelang, den SARS-Erreger vollständig aus dem Menschen zu verbannen. Seit 2003 ist dieser Erreger nicht wiedergekommen, das heißt, alle eingeleiteten Mechanismen, das Virus so einzugrenzen, dass es schließlich im Menschen ausstirbt, waren erfolgreich. Man muss allerdings sagen, dass dies auch deshalb funktionieren konnte, weil der SARS-Erreger nicht so leicht übertragen wird. Anders das neue Coronavirus, das hoch infektiös ist und sich bereits überträgt, wenn ein Erkrankter nur leichte oder gar keine Symptome zeigt – das hat gerade auch noch einmal die Weltgesundheitsorganisation bestätigt. Deshalb müssen jetzt andere Mechanismen greifen, und zwar solche, die darauf abzielen, den Ausbruch zu verlangsamen. Ziel ist es, dass sich die Menschen nicht alle auf einmal, sondern nacheinander infizieren. Dies hat zum Beispiel den Vorteil, dass immer genug Ressourcen vorhanden sind, um sich optimal um jeden einzelnen Infizierten kümmern zu können.

9. Einer Ihrer Kollegen geht davon aus, dass sich bei dieser Pandemie bis zu 70 Prozent der deutschen Bevölkerung mit dem Coronavirus infizieren wird. Wie realistisch ist diese Einschätzung?
Prof. Streeck: Dieser Zahl liegt ein einfaches Rechenbeispiel zugrunde, mit dem man herausfinden möchte, wann ein sol-

ches Virus wohl ausgebrannt sein wird und die Infektionskette damit gestoppt ist. Bei diesem Rechenbeispiel ist allerdings nicht die derzeit umgesetzte Strategie der Eindämmung berücksichtigt. Deshalb ist das Szenario zwar möglich, aber es wird vermutlich ein bis zwei Jahre dauern.

10. Die aktuelle Zahl der offiziell Erkrankten ändert sich täglich. Gehen Sie von einer Dunkelziffer aus?
Prof. Streeck: Ja, davon gehe ich aus. Der Faktor »Dunkelziffer« ist schon allein deshalb sehr relevant, weil er Auswirkungen auf die Mortalitätsrate hat. Ich selbst habe immer gesagt, dass sich die Sterberate, die Anfang März bei zwei bis drei Prozent lag, angesichts der sicherlich hohen Dunkelziffer vermutlich auf 0,3 bis 0,5 Prozent herunterkorrigieren lässt. Ich bin tatsächlich nicht zu einer internationalen Konferenz nach Boston geflogen. Aus meiner Sicht wäre es fatal, wenn wir Virologen, Infektiologen und Mediziner uns dort gegenseitig anstecken und dann außer Gefecht gesetzt würden, wo wir doch gerade jetzt, in der Hochzeit der Infektion, dringend gebraucht werden.

11. Sie selbst waren viel in Heinsberg unterwegs, das hierzulande eines der Corona-Epizentren ist. Haben Sie dabei immer einen Schutzanzug und eine Atemmaske getragen?
Prof. Streeck: Ja, denn die meisten Menschen, mit denen ich in Kontakt gekommen bin, waren eindeutig krank. In diesem Fall sind Schutzanzüge und medizinische Schutzmasken absolut notwendig – nicht nur, um sich zu schützen, sondern

auch, um nicht selbst eine neue Infektionskette zu eröffnen. Grundsätzlich empfehle ich Menschen, die unter akuten Symptomen eines grippalen Infekts leiden, lieber zuhause zu bleiben – nicht nur, um sich selbst zu schonen, sondern auch, um andere vor einer Ansteckung zu schützen.

12. Stichwort »Infektionskette«. Wie wird das neue Coronavirus übertragen?
Prof. Streeck: SARS-CoV-2 vermehrt sich im Rachen des Infizierten in Millionenhöhe und verbreitet sich von dort aus in die Lunge und in die Nase. Die Übertragung erfolgt im Wesentlichen durch Tröpfcheninfektion, das heißt, die Viren, die im Rachen sitzen, werden über feinste Speichel- oder Schleimtröpfchen beim Sprechen, Husten und Niesen an andere weitergegeben.

13. Welche Altersgruppen sind besonders oft betroffen?
Prof. Streeck: Hierbei muss man unterscheiden zwischen Infektion und Krankheitsverlauf. Ob sich jemand infiziert oder nicht, ist altersunabhängig. Das heißt, ein Neugeborenes kann sich ebenso wie ein hochbetagter Mensch anstecken. Wie die Erkrankung aber dann verläuft, also ob der Betroffene nur mild oder ob er schwer erkrankt, hängt tatsächlich vom Alter ab: Je älter jemand ist, desto höher ist das Risiko, dass Erkrankung und Verlauf schwerwiegend sind. Chinesische Daten zeigen auf, dass die Sterblichkeitsrate bei Menschen zwischen 70 und 80 Jahren bei 8,6 Prozent liegt und bei Menschen, die älter als 80 Jahre sind, sogar 14,8 Prozent beträgt. Demgegen-

über haben Neugeborene und (Klein-)Kinder allenfalls einen milden Verlauf. Häufig sind sie zwar infiziert, aber sie entwickeln keine Symptome. Das hat etwas mit der Alterung des Immunsystems zu tun. Ein altes Immunsystem reagiert stärker und heftiger gegen das Virus, während das junge kaum reagiert.

14. Welche weiteren Risikofaktoren sind für einen schweren Verlauf bekannt?

Prof. Streeck: Neben dem Alter sind Vorerkrankungen wie Herz- und Atemwegserkrankungen oder eine Immunschwäche weitere wichtige Risikofaktoren. Eine Immunschwäche geht zum Beispiel mit einer unbehandelten HIV-Infektion oder einer Krebserkrankung einher. Hier sind vor allem Patienten betroffen, die eine Chemotherapie erhalten. Aber auch Personen, die zum Beispiel nach einer Organtransplantation Medikamente zur Unterdrückung des Immunsystems einnehmen müssen, oder Menschen mit einem schlecht eingestellten Diabetes sind stark gefährdet.

15. Wie lange ist die Inkubationszeit, also die Zeit zwischen der Ansteckung und den ersten Beschwerden?

Prof. Streeck: Hierzu sind die Angaben unterschiedlich – auch, weil die Mechanismen noch nicht vollständig verstanden sind. Wir gehen davon aus, dass es eine zyklische Inkubationszeit gibt, die zwischen fünf und zehn Tage beträgt. Allerdings gibt es Hinweise darauf, dass schon vorher eine Infektiösität besteht, so wie es auch einige wenige Hinweise darauf gibt, dass die Inkubationszeit bis zu 26 Tage dauern kann. Ich persönlich nehme an, dass das Virus sich genauso verhält wie die anderen Coronaviren auch, sodass man mit einem Zeitraum von fünf bis zehn Tagen Inkubationszeit wohl richtig liegt.

16. Gibt es Fälle, bei denen sich Menschen infiziert haben, ohne dass sie selbst spüren, erkrankt zu sein?
Prof. Streeck: Ja, diese Fälle gibt es. Tatsächlich ist die Bandbreite der möglichen Krankheitserscheinungen groß: Es gibt Betroffene, die überhaupt keine Symptome haben; sie verspüren nicht einmal ein Kratzen im Hals. Trotzdem sind sie infiziert und können andere Menschen infizieren. Das ist übrigens häufiger bei Kindern der Fall. Andere durchleben das gesamte Spektrum: von einem kratzigen Hals, Reizhusten, Abgeschlagenheit und einer schniefenden Nase bis hin zu schwerem Husten und einer Lungenentzündung mit Atemproblemen und hohem Fieber. In diesem Fall müssen die Patienten auf der Intensivstation überwacht und künstlich beatmet werden.

17. Es gibt das Gerücht, wonach zwei Verläufe möglich sind: Im ersten Fall soll die Erkrankung neun Tage vor sich hin brodeln, um dann am zehnten Tag in eine schwere Form zu münden, im zweiten Fall soll die Schwere der Erkrankung direkt einsetzen. Ist das richtig?
Prof. Streeck: Diese Berichte, wonach es unterschiedliche Verläufe gibt, kenne ich auch. Gesichert sind diese Daten jedoch

nicht. Mir sind selbst auch zwei Fälle bekannt. Ein Grund für einen zweiphasigen Krankheitsverlauf könnte zum Beispiel sein, dass die eigentlich mild verlaufende Erkrankung verschleppt, also nicht richtig auskuriert wurde, sodass sich ein bakterieller Infekt hinzugesellen konnte. Oder das Immunsystem wurde durch Alkohol, Rauchen oder auch Übermüdung geschwächt, was dann zu einem ausgeprägten Erkrankungsausbruch geführt hat. Aber das sind derzeit nur Spekulationen. Mit Blick auf die anderen Coronaviren gehe ich aber davon aus, dass es keine zwei Phasen gibt.

18. Was ist zu tun, wenn man den Verdacht hat, sich infiziert zu haben?

Prof. Streeck: Grundsätzlich gilt: Nicht jeder mit einem Schnupfen oder Husten hat sich gleich mit SARS-CoV-2 infiziert. Derzeit wird nicht jeder, der unter Erkältungssymptomen leidet, auf das Coronavirus getestet – auch, um zu verhindern, dass die Labore an Kapazitätsgrenzen stoßen. In der Regel müssen deshalb zusätzlich zu den Symptomen weitere Faktoren hinzukommen. Dazu gehört zum Beispiel, dass der Betroffene in den vergangenen 14 Tagen Kontakt mit einem bestätigten Coronavirus-Infizierten hatte.

Generell empfehle ich denjenigen, die Kontakt mit einer positiv getesteten Person hatten, sich vorsichtshalber in häusliche Quarantäne zu begeben und ein Symptomtagebuch zu führen. Ein solches Symptomtagebuch kann man zum Beispiel im Internet herunterladen. Treten dann tatsächlich Beschwerden auf, sollte man den Hausarzt kontaktieren. Alternativ kann man sich auch an den ärztlichen Bereitschaftsdienst wenden, die Telefonnummer lautet 116117. Bei schweren Krankheitserscheinungen wie hohes Fieber oder Atemnot sollte man umgehend die Notfallaufnahme aufsuchen.

WO FINDE ICH WEITERE INFORMATIONEN?

Weitere (Fach-)Informationen zum neuartigen Coronavirus sind auf der Homepage des Robert Koch-Instituts (www.rki.de) oder unter www.infektionsschutz.de zu finden, der Informationsseite der Bundeszentrale für gesundheitliche Aufklärung (BZgA). Darüber hinaus finden Sie aktuelle Einschätzungen der Lage auf den Seiten der Weltgesundheitsorganisation (www.euro.who.int/de/home). Hotlines bieten unter anderem das Bundesministerium für Gesundheit (BMG), die Unabhängige Patientenberatung Deutschland sowie einige Bundesländer und Krankenkassen an.

19. Stimmt es, dass die Hausärzte bei einem begründeten Verdacht zum Testen neuerdings den Betroffenen zu Hause aufsuchen?
Prof. Streeck: Das mag punktuell so sein, flächendeckend wird dies nicht so praktiziert. Leider ist es ein Problem unseres Gesundheitssystems, dass nicht einheitlich geregelt ist,

wer, wo, wann und wie getestet wird. Das Robert Koch-Institut ist langsam, gibt uns keine klaren Vorgaben und die Orientierungshilfen werden je nach Kommune unterschiedlich interpretiert. Mit dieser Situation sind die Gesundheitsämter überfordert, was zur Folge hat, dass jedes Gesundheitsamt die Vorgaben für sich selbst interpretiert.

20. Wie läuft der Test auf das Virus Sars-CoV-2 ab?

Prof. Streeck: Für den Coronavirus-Test wird dem Patienten ein Rachenabstrich oder ein Abstrich aus der Nase entnommen. Gegebenenfalls kann auch eine Probe aus einem ausgehusteten Sekret entnommen werden, das aus den Bronchien oder der Lunge stammt. Im Labor wird die Probe dann auf das Coronavirus untersucht. Das Verfahren basiert auf einer sogenannten Polymerase-Kettenreaktion, kurz PCR, um genetisches Material des Virus im Abstrich nachzuweisen. Ist der Test positiv, ist zur Bestätigung des Ergebnisses ein zweiter Test notwendig. Bis der Betroffene erfährt, ob er positiv getestet wurde, vergehen in der Regel 24 Stunden.

Tests, die darauf abzielen, Antikörper gegen SARS-CoV2 im Blut nachzuweisen, sind in Planung.

21. Einige Erkrankte sind zuerst negativ getestet worden ...

Prof. Streeck: ... Berichte, wonach eine Person zunächst negativ und drei Wochen später dann doch positiv getestet wurde, sind bekannt. Derartige Ergebnisse sind entweder auf einen Laborfehler zurückzuführen oder es lag noch innerhalb der Inkubationszeit. Auch ist so ein Abstrich mit Fehlern behaftet.

Zum Beispiel kann eine getestete Person kurz vor dem Rachenabstrich noch eine Mundspülung durchgeführt haben oder der Abstreichende hat nicht die richtigen Stellen im Rachen erwischt. Tatsächlich können die Gründe für ein solches falsch negatives Ergebnis vielfältig sein.

22. Kann man sich nach einer durchgemachten Coronavirus-Infektion erneut anstecken?
Prof. Streeck: Covid-19-Patienten bilden nach einer Infektion mit dem Virus Antikörper. Darauf weist auch eine Studie mit Affen hin. Allerdings ist noch nicht klar, wie lange diese Immunität anhält, womöglich einige Jahre.

23. Stichwort Behandlung. Das Robert Koch-Institut rechnet damit, dass es schon bald neue Medikamente geben wird, mit denen die Patienten wirksam behandelt werden können. Teilen Sie diesen Optimismus?
Prof. Streeck: Es gibt tatsächlich einige Medikamente, die zu wirken scheinen, verschiedene klinische Studien weisen darauf hin. Infrage kommen zum Beispiel ein HIV-Medikament namens Lopinavir, das mit Ritonavir geboostert wird, oder Ribavirin, ein Medikament, das zur Behandlung von Hepatitis-C-Infektionen zum Einsatz kommt. Auch das Malariamittel Chloroquin könnte eine Option sein. Weiterhin wird ein Ebola-Medikament (Remdesivir) derzeit erprobt. Diese Medikamente würden jedoch nur dann eingesetzt, wenn ein Patient sehr schwer erkrankt ist. Denn zum einen sind diese Medikamente nicht leicht verfügbar und zum anderen können sie

teilweise heftige Nebenwirkungen auslösen. Hier wird es also darum gehen, sorgfältig Risiken und Nutzen abzuwägen.

24. Und welche Therapiemaßnahmen können Sie empfehlen, wenn man mild erkrankt ist und sich zu Hause auskuriert?

Prof Streeck: Ich empfehle, therapeutisch direkt dort anzusetzen, wo sich das Virus vermehrt: im Rachen. Dort ist das Virus millionenfach zu finden und dort springt es von Zelle zu Zelle, um sich weiter zu vermehren. Dies lässt sich verhindern, indem man den Viren nicht die Möglichkeit gibt, an einer Zelle anzuhaften. Hierfür muss man die Schleimhäute gut befeuchten, also vor allem viel Wasser und Tee trinken. Ein wirksames Mittel ist Gingerol – das ist der Stoff, der frischem Ingwer seinen scharfen Geschmack verleiht. Deshalb bietet es sich an, viel Ingwertee zu trinken: Er ist generell schleimfördernd und er ist speziell für die Schleimhäute hinten im Rachen nützlich, indem er die Viren quasi aus den Geweben herausschwemmt. Sie können dann einfach runtergeschluckt und von der Magensäure vernichtet werden. Dieser Effekt lässt sich im Übrigen auch mit Mundspülungen erzielen. Wichtig ist auch, das Immunsystem bei seiner Abwehrarbeit zu unterstützen. Bewährt haben sich vor allem Vitamin C und Vitamin D. Dagegen sollte man die Anwendung von Zink, dem man ebenfalls eine immunsystemstärkende Wirkung zuschreibt, allenfalls auf die Anfangsphase der Erkrankung begrenzen. Zu viel Zink kann den angestrebten Therapieeffekt ins Gegenteil verkehren und das Immunsystem beeinträchtigen.

25. Ein weiteres hilfreiches Mittel zur Unterstützung des Immunsystems, nämlich Bewegung an der frischen Luft, lässt sich ja nicht durchführen, wenn man unter Quarantäne steht …

Prof. Streeck: … das stimmt. Aber man kann in seinen vier Wänden immer mal wieder kräftig durchlüften und am geöffneten Fenster tief ein- und ausatmen. Auf diese Weise versorgt man den Organismus mit dem belebenden Sauerstoff der frischen Luft und bringt so auch den Kreislauf in Schwung. Verkehrt wäre es, eine mild verlaufende Infektion auf dem Sofa auszusitzen. Wichtig ist, das richtige Maß zu finden: Weder sollte man sich überanstrengen noch sollte man auf jede Form der Bewegung verzichten. Auch Bettruhe ist bei mäßig ausgeprägten Symptomen nicht sinnvoll. Im Gegenteil: Wer über Tage flach im Bett liegt, riskiert, dass die Atmung immer flacher wird und man so Gefahr läuft, dass sich ein bakterieller Infekt dazugesellt.

26. Die Vorstellung, in häusliche Quarantäne zu müssen, beunruhigt viele Menschen. Wer entscheidet, ob eine Quarantäne notwendig ist?

Prof. Streeck: Die Anordnung, Organisation und Überwachung einer Quarantäne erfolgen nach dem Infektionsschutzgesetz durch die örtlich zuständigen Landesgesundheitsbehörden. Es sind also die Gesundheitsämter, die für die Betreuung und Unterstützung zuständig sind. Sie entscheiden auch darüber, wann die Quarantäne wieder aufgehoben wird.

27. Kann man in dieser Zeit kurz das Haus verlassen, um zum Beispiel schnell einkaufen zu gehen?

Prof. Streeck: Nein, das geht nicht! Die Quarantäneanordnung bedeutet wirklich, das Haus solange nicht verlassen zu dürfen, bis sie offiziell wieder aufgehoben ist. Wird gegen die Quarantäneanordnung verstoßen, ist die Polizei verpflichtet, dagegen vorzugehen. Im Extremfall droht sogar eine mehrjährige Freiheitsstrafe.

28. Wie verhält sich eine Familie, die gemeinsam mit einem positiv getesteten Familienmitglied unter häuslicher Quarantäne gestellt wurde?

Prof. Streeck: In diesem Fall sollte man nach Möglichkeit direkte Kontakte mit dem infizierten Familienmitglied vermeiden. Beispielsweise können die Mahlzeiten nacheinander eingenommen werden und die Person, bei der eine Infektion nachgewiesen wurde, könnte sich, wenn räumlich möglich, in einem anderen Zimmer als die übrigen Haushaltsmitglieder aufhalten. Generell sollten Handtücher und andere Hygieneartikel nicht geteilt werden und die Wäsche sollte regelmäßig und gründlich gewaschen werden. Kontaktoberflächen wie Tische oder Türklinken können mit Haushaltsreiniger gereinigt werden – die häufige Reinigung mit einem speziellen Desinfektionsmittel ist nicht nötig. Sehr viel wichtiger ist es, sich möglichst oft die Hände zu waschen.

29. Und wer kümmert sich darum, dass die Familie in Quarantäne genug zu essen hat?

Prof. Streeck: Hier ist das Gesundheitsamt in der Verantwortung, für jeden Menschen in Quarantäne eine sinnvolle Lösung zu finden, etwa mithilfe von Essen auf Rädern.

30. Wie lange dauert eine Quarantäne?

Prof. Streeck: Die Dauer einer Quarantäne liegt, wie gesagt, in der Verantwortung des Gesundheitsamts, das wiederum den Empfehlungen des Robert Koch-Instituts folgt. Allerdings: Das RKI arbeitet theoretisch und nicht pragmatisch. Deshalb ist auch die Vorgabe, dass mindestens zwei Tests mit einem negativen Ergebnis erfolgt sein müssen, bevor der Betroffene als vollständig gesund erklärt wird, in der Praxis nur schwer umzusetzen. Gerade für respiratorische Viren ist es typisch, dass sie noch Tage und sogar Wochen nach Symptomende im Rachen nachweisbar sein können, ohne jedoch infektiös zu sein. Ein Grund könnte sein, dass die Erreger durch die Antikörper im Rachen zwar schachmatt gesetzt wurden, aber weiterhin dort festgehalten werden. Deshalb ist es inzwischen so, dass jedes Gesundheitsamt seine eigenen Regeln entwickelt hat: Während das eine sich streng an die Vorgaben des RKI hält und die Quarantäneanordnung erst nach zwei negativen Tests für beendet erklärt, heben andere Gesundheitsämter die Anordnung grundsätzlich nach zwei Wochen oder nach einer Symptomfreiheit plus zwei Tage auf.

31. Wie können wir uns vor einer Ansteckung schützen?

Prof. Streeck: Folgende Maßnahmen stehen im Vordergrund: Händehygiene, Husten- und Nies-Etikette, also beim Niesen und Husten die Armbeuge vor den Mund halten, und Abstand halten zu Erkrankten, und zwar mindestens einen Meter, besser sind zwei Meter. Der Erkrankte sollte wiederum einen so großen Abstand zu anderen wie möglich halten.

32. Sie selbst halten das Händewaschen mit Seife für wichtiger als den Einsatz von Händedesinfektionsmitteln. Was ist der Grund?

Prof. Streeck: Das Coronavirus ist ein Virus, das von einer Lipidhülle umgeben ist. Die in der Seife enthaltenen Tenside können diese Hülle mühelos zerstören – und sind damit ein äußerst wirkungsvolles Mittel zur Eliminierung der Coronaviren. Bei anderen viralen Erkrankungen, die durch Viren ohne eine Hülle verursacht werden, hilft diese Schutzmaßnahme weniger, denn die unbehüllten Viren sind sehr viel widerstandsfähiger. Ein solches unbehülltes Virus ist zum Beispiel das Norovirus; hier helfen nur spezielle Viruzide aus der Apotheke. Demgegenüber reichen beim Coronavirus Handdesinfektionsmittel, die »begrenzt viruzid« sind.

33. Besteht die Gefahr, dass man sich über importierte Gegenstände und Nahrungsmittel bzw. über Geldmünzen und Banknoten anstecken kann?

Prof. Streeck: Nein, diese Gefahr besteht nicht. Die Übertragung erfolgt primär über menschliche Sekrete, auf trockenen

Oberflächen können sich die Coronaviren zwar eine gewisse Zeit halten, das Virus muss aber auch in den Rachen gelangen. Meist ist die Anzahl der Viren dann sowieso viel zu gering, um eine Infektion hervorrufen zu können.

34. Sollte man sich Lebensmittelvorräte anlegen?

Prof Streeck: Es besteht kein Grund für panikartige Reaktionen, die dann zum Beispiel »Hamsterkäufe« zur Folge haben. Wer vorsorgen will, kann sich an die Empfehlungen des Bundesamts für Bevölkerungsschutz und Katastrophenhilfe halten, das allgemein empfiehlt, für Notlagen einen Vorrat für zehn Tage zu Hause zu haben.

35. Gegen Influenza können die Menschen sich impfen lassen. Ist auch für das neue Coronavirus ein Impfstoff in Sicht?

Prof. Streeck: Derzeit arbeiten mehrere Forscherteams weltweit an der Entwicklung solcher Vakzine. Allerdings ist nicht damit zu rechnen, dass während dieser Pandemie akut ein wirksamer Impfstoff zur Verfügung steht. Damit die Wirksamkeit und Sicherheit des Impfstoffs gewährleistet ist, muss er vor der Zulassung mehrere Studienphasen durchlaufen – das dauert Monate. Zudem hat die Vergangenheit gezeigt, dass es nicht immer einfach ist, einen Impfstoff zu entwickeln, der über eine ausreichende Schutzwirkung verfügt. So ist es zum Beispiel bis heute nicht gelungen, einen wirksamen Impfstoff gegen das Hepatitis-C-Virus oder gegen HIV zu entwickeln.

36. Wir alle warten darauf, dass es draußen wieder wärmer wird – auch, weil es heißt, dass die Coronavirus-Epidemie dann schnell vorbei ist. Wie realistisch ist diese Hoffnung?

Prof. Streeck: Von den hierzulande ansässigen Coronaviren wissen wir, dass sie zwar in den wärmeren Monaten vorkommen können, dass sie jedoch nur vereinzelt auftreten und dementsprechend auch keine größeren Infektionsketten initiieren können. Tatsächlich sind die Bedingungen für Viren, sich in Zellen einzunisten und sich dann im Körper auszubreiten, im Sommer deutlich schlechter. Das hat auch etwas mit unserem Verhalten zu tun: Wir halten uns seltener in geschlossenen Räumen auf und unsere Schleimhäute sind feuchter und besser durchblutet, sodass sich Viren weniger gut einnisten können. Und nicht zuletzt profitiert unser Immunsystem von der Einwirkung der Sonnenstrahlen und davon, dass wir uns viel mehr an der frischen Luft bewegen. Ich halte es deshalb für sehr wahrscheinlich, dass sich auch das SARS-CoV-2 im Sommer weniger stark verbreitet. Allerdings gehe ich auch davon aus, dass es in der kälteren Jahreszeit erneut auftritt. Aber ich bin auch davon überzeugt, dass die vielfältigen Erfahrungen, die wir alle bis dahin gesammelt haben, uns dabei helfen werden, für erneute Infektionswellen gut gerüstet zu sein.

Herr Prof. Streeck, wir danken Ihnen herzlich für das Gespräch.

SO KÖNNEN WIR UNS VOR ANSTECKUNG SCHÜTZEN

Ein intaktes und stabiles Immunsystem ist am wichtigsten, damit der Körper eine Infektion mit Viren abwehren oder mit Zweitinfektionen oder zusätzlichen Infektionen besser umgehen kann. Dabei lässt sich vieles, auch prophylaktisch, mit Maßnahmen erreichen, die die Naturheilkunde bietet.

Unterstützen können Sie Ihr Immunsystem durch eine gesunde und vitaminreiche Nahrung mit viel Gemüse, Obst und Salat, durch einen moderaten Lebensstil ohne zu viel Stress, durch ausreichend Schlaf und viel Bewegung an der frischen Luft. Auch alle Maßnahmen, die Sie unter »Was ist während der Quarantäne wichtig?« lesen, stärken das Immunsystem

Zusätzliche prophylaktische Maßnahmen

Als wichtiger Schutz vor Viren allgemein und auch vor dem neuartigen Coronavirus wird das häufige und regelmäßige Händewaschen sowie die Desinfektion der Hände empfohlen, denn die Keime können sich längere Zeit auf vielen Gegenständen halten wie Türklinken, Klingelknöpfen oder Klobrillen (Schmierinfektion), aber auch an den Händen selbst. Die WHO empfiehlt, sich die Hände mindestens 20 bis 30 Sekunden lang mit warmem Wasser und Seife gründlich zu waschen und dabei auch die Fingerzwischenräume und die Fingernägel einzubeziehen. Die Seife löst die Lipidhülle der Coronaviren auf, wodurch die Viren zerstört werden.

DESINFEKTIONSMITTEL SELBST MACHEN

Das Coronavirus sorgt für Lieferengpässe bei Atemschutzmasken und Desinfektionsmitteln. Mit den folgenden Zutaten mischen Sie Ihr eigenes Desinfektionsmittel nach Vorgaben der WHO. Sie erhalten ca. 10 Liter. Die Zutaten bekommen Sie in der Apotheke oder im Internet.

Rezept 1

8333 ml Ethanol 96 %

417 ml Wasserstoffperoxid 3 %

145 ml Glycerin 98 %

Rezept 2

7515 ml Isopropylalkohol 99,8 %

417 ml Wasserstoffperoxid 3 %

145 ml Glycerin 98 %

Herstellung: Geben Sie die Zutaten in einen verschließbaren Behälter und schütteln Sie diesen gut durch. Dann füllen Sie mit destilliertem Wasser oder abgekochtem, abgekühltem Wasser bis auf 10 Liter auf. Füllen Sie die Lösung nun in kleinere, handlichere 100- bis 500-Milliliter-Behälter um, die Sie sofort verschließen, damit nichts verdunsten kann. Beschriften Sie die Gefäße.

Anwendung: Geben Sie etwas von der Lösung auf Ihre Hand und verreiben Sie sie gründlich.

Ein Desinfektionsmittel ist sinnvoll, wenn Sie unterwegs sind und keine Gelegenheit haben, sich die Hände zu waschen.

◇ Halten Sie sich von Menschenansammlungen fern.

◇ Halten Sie Abstand zu anderen Personen. Dadurch haben es die Viren schwerer, neue Wirte zu finden. Es ist bekannt, dass Corona-positive Menschen das Virus bereits übertragen können, selbst wenn sie noch kaum Symptome verspüren. Zu hustenden oder niesenden Menschen oder solchen, die sich krank fühlen, müssen Sie einen Abstand von mindestens zwei Metern einhalten, da die Viren mit der Atemluft verteilt werden (Tröpfcheninfektion).

◇ Fassen Sie sich nicht mit den Händen in das Gesicht, um zu verhindern, dass Sie Viren von Türklinken oder anderen Oberflächen in Mund, Nase oder Augen bringen. Die Schleimhäute dort sind die bedeutsamsten Eintrittspforten für die Viren in den Körper.

◇ Verzichten Sie auf Körperkontakt wie Umarmungen oder das gewohnte Begrüßungs-Bussi sowie Händeschütteln.

◇ Zum Mundschutz lesen Sie bitte die Frage 36 im Interview.

POSITIV GETESTET, ABER MILDER VERLAUF

Wurden Sie positiv auf das neuartige Coronavirus getestet, hängt es vom Schweregrad Ihrer Erkrankung ab, wie weiter verfahren wird. Gesundheitsamt und/oder Hausarzt entscheiden, ob Sie ins Krankenhaus eingeliefert werden müssen oder ob der Verlauf so mild ist, dass es reicht, wenn Sie zu Hause in Quarantäne bleiben, bis kein Virus mehr nachweisbar ist. Auch wenn Sie Kontakt zu einer infizierten Person hatten, wird eine vorsorgliche häusliche Isolation angeordnet. Diese dauert 14 Tage, da die Inkubationszeit maximal so lang dauert.

TYPISCHE SYMPTOME DER LUNGENKRANKHEIT COVID-19

◇ Fieber

◇ trockener Husten

◇ schwere Infektionen der unteren Atemwege (Lungenentzündung)

◇ Atemnot, Kurzatmigkeit

◇ Muskelschmerzen

◇ Müdigkeit/Schlappheit

◇ seltenere Symptome: Auswurf, Kopfschmerzen, Bluthusten, Durchfall

Besonders betroffen sind Erwachsene ab 50 Jahren und Menschen mit einer Vorerkrankungen oder mit geschwächtem Immunsystem. Auch scheinen Männer häufiger an COVID-19 zu erkranken, da ihr Immunsystem im Vergleich zu dem von Frauen schwächer ist.

Wie eine Quarantäne abläuft und weitere wichtige Maßnahmen zur Quarantäne, erfahren Sie im Interview bei den Fragen 26 bis 30.

Was ist während der Quarantäne wichtig?

◇ Sie müssen sich an die Vorgaben der öffentlichen Ämter/ Ihres Hausarztes halten, das heißt, Sie dürfen während der Quarantäne Ihre Wohnung nicht verlassen.

◇ Wichtig ist frische Luft. Lüften Sie also regelmäßig die Räume.

◇ Um andere nicht durch die Viren in Ihrem Speichel oder Nasensekret zu gefährden, sollten Sie sich beim Niesen und Husten korrekt verhalten. Das heißt, dass Sie nicht die Hand vor Mund oder Nase halten, sondern in ein Taschentuch oder in die Armbeuge husten/niesen. Das Taschentuch entsorgen Sie bitte sofort. Drehen Sie sich auch weg von anderen Personen in Ihrer Nähe.

◇ Trinken Sie mindestens zwei Liter Wasser pro Tag.

◇ Auch über eine feuchte Raumluft, etwa mit Luftbefeuchtern wie beispielsweise Aroma-Diffuser, können Sie dazu beitragen, dass es Viren schwer haben, sich anzusiedeln.

Maßnahmen gegen die Symptome

Alle Maßnahmen, die Sie in häuslicher Quarantäne ergreifen können, betreffen die Symptome, die Sie zeigen.

◇ Befeuchten Sie Ihre Schleimhäute in der Nase mit einem Meersalz-Spray.

◇ Befeuchten Sie die Schleimhäute im Rachen. Hilfreich sind zum Beispiel folgende Tees:

◇ **Ingwertee** oder **Ingwersaft**, denn die Scharfstoffe im Ingwer kurbeln die Speichelproduktion an. Eine feuchte Schleimhaut ist weniger angreifbar durch Viren als eine trockene. Die Viren können abgeschluckt und im Magen von der Magensäure vernichtet werden. Weitere Informationen lesen Sie im Interview bei Frage 27.

◇ **Thymiantee:** Die Inhaltsstoffe von Thymian (das ätherische Öl Thymol) fördern den Hustenauswurf, haben einen entkrampfenden Effekt und können gegen Viren wirken.

◇ **Eukalyptusöl**, in warmem Wasser getrunken, denn seine Inhaltsstoffe wirken auswurffördernd und krampflösend.

◇ *Artemisia annua:* Der Einjährige Beifuß enthält den Wirkstoff Artemisin, der gegen Viren wirken soll. Aus den Blättern kann ein Tee bereitet werden, der Erkältungssymptome lindert.

◇ **Salbeitee und -tropfen** als Gurgellösung lindern Halsschmerzen.

◇ **Cistus-Tee:** Die Zistrose enthält Polyphenole (siehe unten), die im Rachen als physikalische Sperre wirken und verhindern, dass sich die Viren anheften können.

◇ **Cistus-Extrakt** zeigte in Studien eine antivirale Wirkung gegen Influenzaviren, und zwar in Zellkulturen, im Mausmodell und in der klinischen Anwendung, ohne die

POLYPHENOLE

Die Infektion einer passenden Wirtszelle geht jeder Reproduktion von Viren voraus. Dazu muss sich das Virus an die Zelle anheften. Polyphenole können dieses Anheften (Adsorption) verhindern, indem sie mit den Virus- und Zellmembranproteinen eine Verbindung eingehen und Virusrezeptoren besetzen. Es kommt zur Unterbrechung der Reinfektion und zur Verkürzung der Heilungsphase. Unter dem Begriff »Polyphenole« werden Stoffe vereint, die einen Phenolring enthalten. Polyphenole kommen in den meisten Pflanzen vor. Aber nur wenige Polyphenolverbindungen können gegen Viren eingesetzt werden. Dazu zählen zum Beispiel die Polyphenole aus der Zistrose oder aus dem Granatapfel. Auch Apfelbeeren, Walnüsse, Weintraubenblätter und Weintrauben sowie Rotwein weisen einen hohen Gehalt an Polyphenolen auf.

Wirkung der Polyphenole:

◇ Sie stimulieren die NK-Zellen (Natürliche Killerzellen)

◇ Wirken entzündungshemmend

◇ Verhindern den Befall der Wirtszelle mit Viren/ Verhindern das Andocken des Virus an die Zelle

◇ Verhindern die Produktion von Viren in der Zelle

◇ Verhindern die Abgabe der Virus-RNA an die Zelle

infizierten Zellen selbst zu schädigen. Es gab keine unerwünschten Wirkungen und auch keine Resistenzbildung der Viren. Bei Anwendung eines Cistus-Extraktes zeigte sich, dass die Viren am Eintritt in die menschliche Wirtszelle gehindert und schließlich auf natürlichem Weg vom Körper ausgeschieden wurden. Aufgrund dieser Beobachtungen kann Cistus vorbeugend empfohlen werden.

◇ **Zink:** In der Anfangsphase der Erkrankung kann Zink helfen, die Zellmembranen zu stabilisieren, und eine aktive Barriere gegen eindringende Keime bilden. Wichtig ist es, Zink nicht zu lang einzunehmen und nicht zu hoch zu dosieren. Halten Sie sich also bitte an die Angaben auf der Packung.

◇ **Vitamin C** kann die Immunzellen vor schädigenden Krankheitserregern schützen und die Viren an der Vermehrung hindern. Dadurch können der Schweregrad der Erkrankung und deren Dauer gesenkt werden, einer Lungenentzündung kann vorgebeugt werden. Allerdings hilft es Ihnen wenig, Vitamin C als Nahrungsergänzungsmittel einzunehmen. Trinken Sie stattdessen zum Beispiel Zitronenwasser oder Sanddornsaft, essen Sie regelmäßig rote Paprika, Schwarze Johannisbeeren oder Kohlgemüse oder lutschen Sie Acerolakirsch-Bonbons.

◇ **Vitamin D** kann neben seiner Hauptfunktion der Knochenstärkung auch das Immunsystem stärken und den Körper bei der Abwehr von Krankheitserregern unterstützen. Vitamin D kann der Körper zwar selbst herstellen, wenn Sie Ihre Haut regelmäßig der Sonne aussetzen, allerdings ist die Sonneneinstrahlung im Winter zu gering, sodass hier Nahrungsergänzungsmittel nötig werden. Vitamin-D-reiche Lebensmittel sind fette Seefische wie Lachs, Makrele oder Hering, Hühnereigelb, viele Pilze, Leber oder Käsesorten wie Gouda oder Emmentaler.

◇ **Vitamin A** (Betacarotin) kann die Natürlichen Killerzellen (NK) des Immunsystems stimulieren, es werden mehr NKs gebildet. Dadurch kann der Schweregrad der Erkrankung, vor allem Atemwegsinfekte, positiv beeinflusst werden. Vitamin A können Sie sich beispielsweise über Möhren, Aprikosen, Tomaten, Hühnereier, Leber oder Thunfisch zuführen.

◇ **Das Enzym Lysozym** verhindert das Anheften des Virus an die Schleimhaut, sie »rutschen« aus dem Rachen in den Magen, dort werden sie von der Magensäure zerstört. Relativ neu auf dem Markt ist ein Lysozym-Spray aus Hühnereiweiß. Auf die Schleimhäute in Rachen und Nase gesprüht, verhindert Lysozym zu 70 bis 90 Prozent, dass sich die Viren vermehren können. Das Spray wirkt hauptsächlich als Prophylaktikum gegen virale Infektionen.

◇ Bestimmte ätherische Öle können helfen, ein Anheften von Viren auf der Schleimhaut von Mund, Nase und Rachen zu verhindern. Ausschlaggebend sind die Inhaltsstoffe Monoterpen-Aldehyde, Monoterpenole oder Phenylpropan-Derivate. Sie sind beispielsweise enthalten in den ätherischen Ölen von Cajeput, Niaouli, Manuka und Teebaum, Thymian, Zistrose oder Eukalyptus.

◇ **Süßholz,** Ihnen besser bekannt als Lakritze, denn der
Saft der Süßholzwurzel ist die Basis der dunklen Lecke-
rei, kann Studien zufolge vor viral-bedingtem Husten
schützen, den Auswurf fördern und die Reizhusten beglei-
tenden Krämpfe lösen. Dadurch erleichtert es den Verlauf
einer Viruserkrankung. Ergebnisse bei COVID-19 liegen
nicht vor, aber ein Versuch ist es wert. Sie bekommen
Süßholz als Tinktur oder Tee.

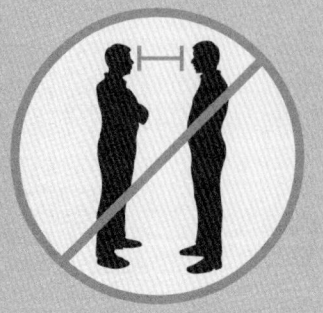 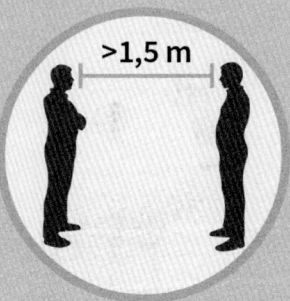

Halten Sie mindestens 1,5 m Abstand zu anderen Menschen.

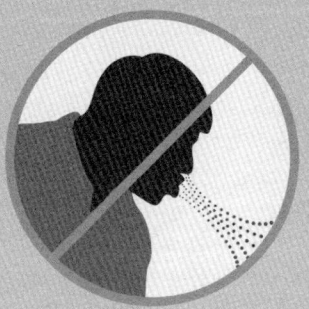 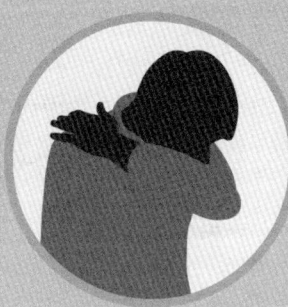

Wenn Sie niesen müssen, verwenden Sie ein Einmal-Taschentuch, oder niesen Sie in Ihren Ärmel.

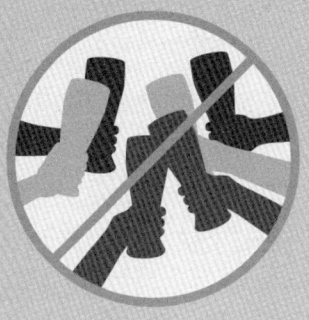 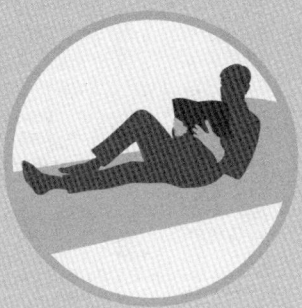

Vermeiden Sie Zusammenkünfte mit anderen Menschen.

 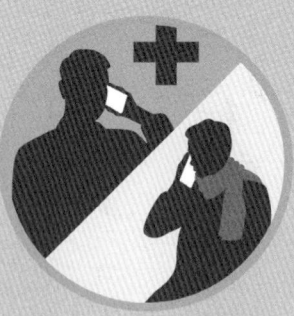

Wenn Sie Erkältungs-symptome bekommen, gehen Sie nicht direkt in eine Arztpraxis, sondern rufen Sie dort an.

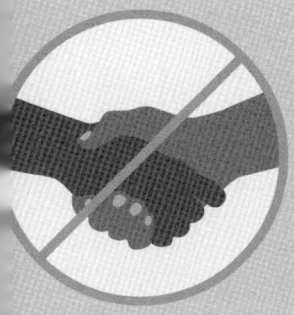 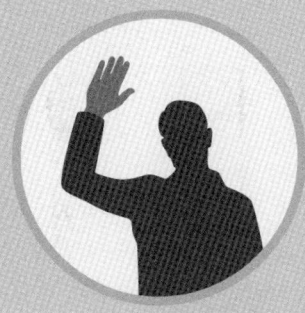

Schütteln Sie keine Hände – winken Sie lieber.

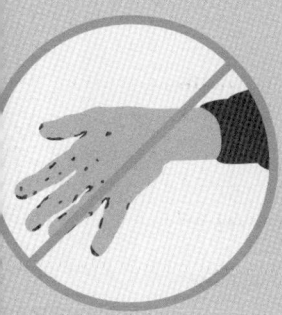 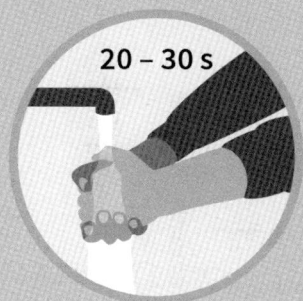

Waschen Sie Ihre Hände regelmäßig und lang genug mit Wasser und Seife.

 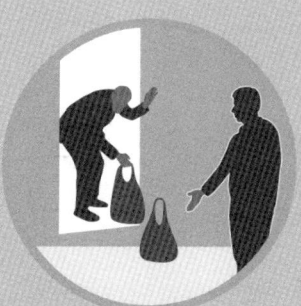

Machen Sie keine »Hamster-Käufe«.

Bieten Sie Hilfsbedürftigen Ihre Unterstützung an.

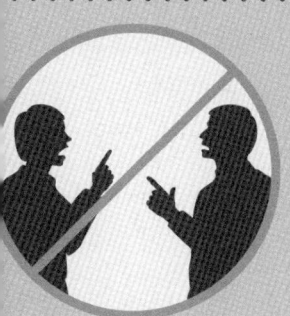 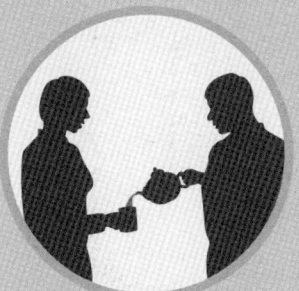

Wenn Sie zu Hause auf engem Raum sind, versuchen Sie, Ruhe und Frieden zu bewahren.

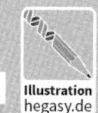

Illustration
hegasy.de

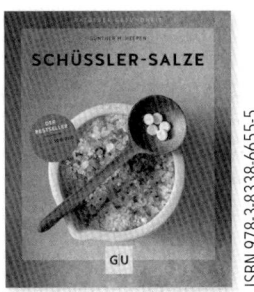
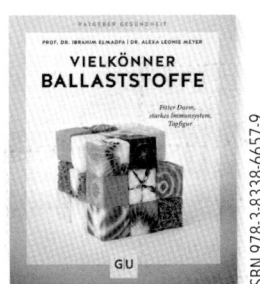
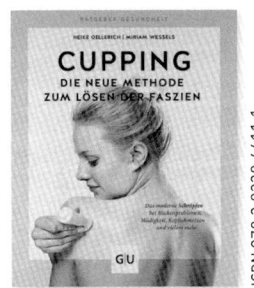
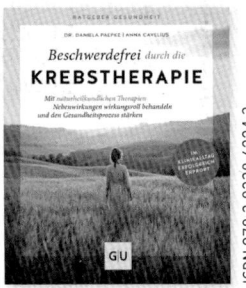
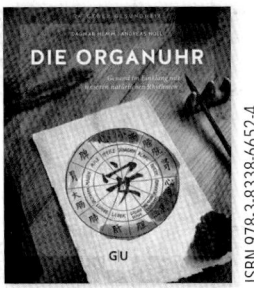
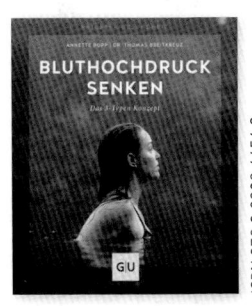
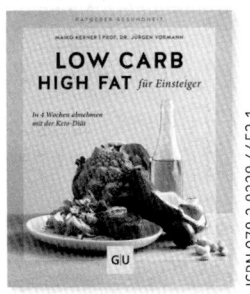
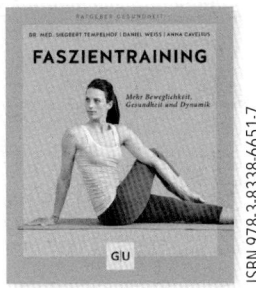
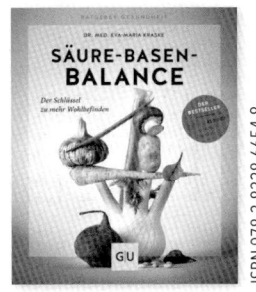
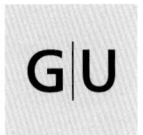

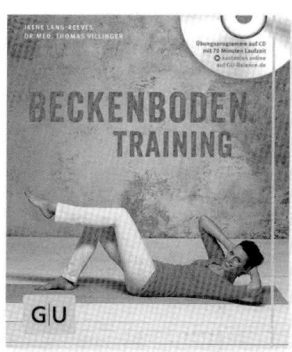
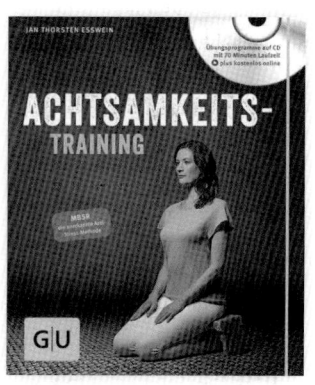
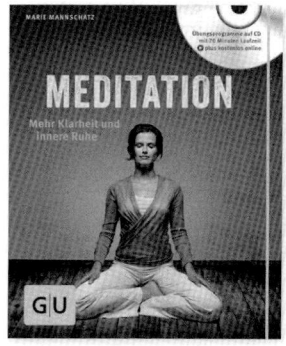
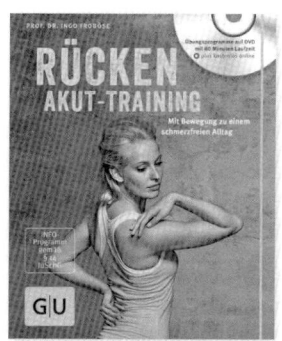
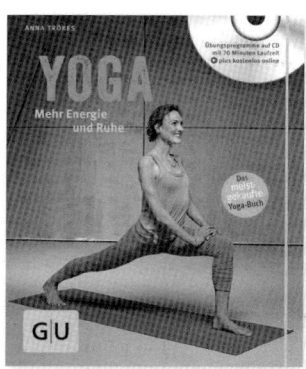
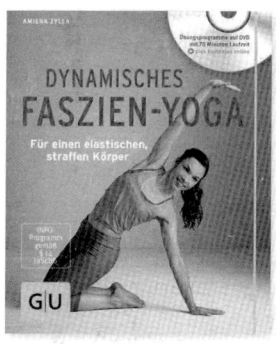
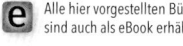
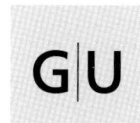

IMPRESSUM

© 2020 GRÄFE UND UNZER
VERLAG GmbH, München

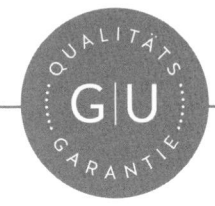

Projektleitung: Christof Klocker

Interview: Dr. Nicole Schaenzler

Lektorat und Bearbeitung:
Angelika Lang

Dieser Text beruht auf einem Interview von Dr. Nicole Schaenzler mit Prof. Dr. Hendrik Streeck. Alle weiteren Texte sind Bearbeitungen von Angelika Lang aus dem noch nicht veröffentlichten Buch »Natürliche Virenkiller« von Günther H. Heepen, ISBN 978-3-8338-7342-3.

Umschlaggestaltung und Layout:
independent Medien-Design,
Horst Moser, München

Coverfoto: Istockphotos

Illustrationen: Dr. Guido Hegasy

Herstellung: Martina Koralewska

Satz: Uhl + Massopust, Aalen

ISBN 978-3-8338-7714-8

3. Auflage 2020

LIEBE LESERINNEN UND LESER,
wir wollen Ihnen mit diesem Buch Informationen und Anregungen geben, um Ihnen das Leben zu erleichtern oder Sie zu inspirieren, Neues auszuprobieren. Wir achten bei der Erstellung unserer Bücher auf Aktualität und stellen höchste Ansprüche an Inhalt und Gestaltung. Alle Anleitungen und Rezepte werden von unseren Autoren, jeweils Experten auf ihren Gebieten, gewissenhaft erstellt und von unseren Redakteuren/innen mit größter Sorgfalt ausgewählt und geprüft.

Haben wir Ihre Erwartungen erfüllt? Sind Sie mit diesem Buch und seinen Inhalten zufrieden? Haben Sie weitere Fragen zu diesem Thema? Wir freuen uns auf Ihre Rückmeldung, auf Lob, Kritik und Anregungen, damit wir für Sie immer besser werden können. Und wir freuen uns, wenn Sie diesen Titel weiterempfehlen, in Ihrem Freundeskreis oder bei Ihrem online-Kauf.

Sollten wir Ihre Erwartungen so gar nicht erfüllt haben, tauschen wir Ihnen Ihr Buch jederzeit gegen ein gleichwertiges zum gleichen oder ähnlichen Thema um.

KONTAKT
GRÄFE UND UNZER VERLAG
Leserservice
Postfach 86 03 13
81630 München
E-Mail: leserservice@graefe-und-unzer.de
Telefon: 00800 / 72 37 33 33*
Telefax: 00800 / 50 12 05 44*
Mo-Do: 9.00–17.00 Uhr
Fr: 9.00–16.00 Uhr (*gebührenfrei in D,A,CH)

Druck und Bindung: F + W, Druck- und Mediencenter, Kienberg

Umwelthinweis: Dieses Buch ist auf PEFCzertifiziertem Papier aus nachhaltiger Waldwirtschaft gedruckt.

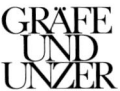

GRÄFE
UND
UNZER

Ein Unternehmen der
GANSKE VERLAGSGRUPPE

www.facebook.com/gu.verlag